MW00513295

HEIßLUFTFRITTEUSE REZEPTBUCH

2021

KÖSTLICHE REZEPTE FÜR IHR FRÜHSTÜCK, UM
ENERGETISCHER ZU SEIN

KIMBERLY SUTTON

Inhaltsverzeichnis

Einführung

Suchen Sie immer nach einfacheren und moderneren Möglichkeiten, um die besten Mahlzeiten für Sie und alle Ihre Lieben zuzubereiten?

Suchen Sie ständig nach nützlichen Küchengeräten, mit denen Ihre Arbeit in der Küche mehr Spaß macht?

Nun, Sie müssen nicht mehr suchen! Wir präsentieren Ihnen heute das beste Küchengerät, das derzeit auf dem Markt erhältlich ist: die Luftfritteuse!

Luftfritteusen sind aus so vielen Gründen einfach die besten Küchengeräte.

Möchten Sie mehr über Luftfritteusen erfahren? Dann pass als nächstes auf!

Zunächst müssen Sie wissen, dass Luftfritteusen spezielle und revolutionäre Küchengeräte sind, die Ihre Speisen mit heißer Luft zirkulieren lassen. Diese Werkzeuge verwenden eine spezielle Technologie, die als Schnelllufttechnologie bezeichnet wird. Daher ist alles, was Sie in diesen Friteusen kochen, innen saftig und außen perfekt zubereitet.

Das nächste, was Sie über Luftfritteusen herausfinden müssen, ist, dass Sie so ziemlich alles kochen, backen, dämpfen und braten können, was Sie sich vorstellen können.

Zu guter Letzt sollten Sie wissen, dass Luftfritteusen Ihnen helfen, Ihre Mahlzeiten viel gesünder zuzubereiten.

So viele Menschen auf der ganzen Welt haben sich einfach in dieses großartige und erstaunliche Werkzeug verliebt, und jetzt sind Sie an der Reihe, einer von ihnen zu werden.

Also... kurz gesagt, wir empfehlen Ihnen, sofort eine Luftfritteuse zu kaufen und dieses Kochjournal so schnell wie möglich in die Hände zu bekommen!

Wir können Ihnen versichern, dass alle Mahlzeiten, die Sie in Ihrer Luftfritteuse kochen, so gut schmecken und dass jeder von nun an Ihre Kochkünste bewundern wird!

Also lasst uns anfangen!

Viel Spaß beim Kochen mit Ihrer tollen Luftfritteuse!

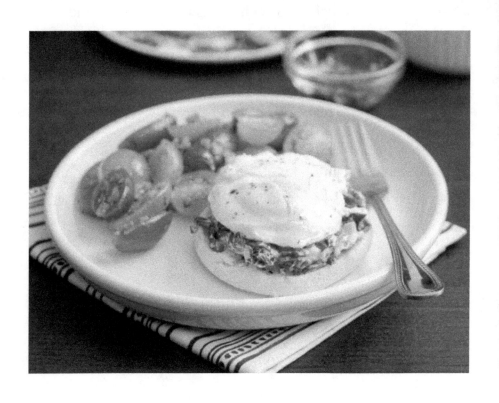

Air Fryer Frühstücksrezepte

Leckere gebackene Eier

Zubereitungszeit: 10 Minuten Garzeit: 20 Minuten Portionen: 4

Zutaten:

- 4 Eier
- 1 Pfund Babyspinat, zerrissen
- 7 Unzen Schinken, gehackt
- 4 Esslöffel Milch
- 1 Esslöffel Olivenöl
- Kochspray
- Salz und schwarzer Pfeffer nach Geschmack

Richtungen:

1. Erhitzen Sie eine Pfanne mit dem Öl bei mittlerer Hitze, fügen Sie Babyspinat hinzu, rühren Sie den Koch einige Minuten lang um und nehmen Sie die Hitze ab.
2. 4 Auflaufförmchen mit Kochspray einfetten und jeweils Baby-Spinat und Schinken darauf verteilen.

3. Knacken Sie ein Ei in jede Auflaufform, teilen Sie auch die Milch, würzen Sie sie mit Salz und Pfeffer, legen Sie die Auflaufförmchen in eine vorgeheizte Luftfritteuse bei 350 ° F und backen Sie sie 20 Minuten lang.
4. Gebackene Eier zum Frühstück servieren.

Genießen!

Ernährung: Kalorien 321, Fett 6, Ballaststoffe 8, Kohlenhydrate 15, Protein 12

Frühstücks-Eierschalen

Zubereitungszeit: 10 Minuten Garzeit: 20 Minuten
Portionen: 4

Zutaten:

- 4 Brötchen, Oberteile abgeschnitten und Innenseiten herausgeschöpft
- 4 Esslöffel Sahne
- 4 Eier
- 4 Esslöffel Schnittlauch und Petersilie gemischt
- Salz und schwarzer Pfeffer nach Geschmack
- 4 Esslöffel Parmesan, gerieben

Richtungen:

1. Ordnen Sie die Brötchen auf einem Backblech an und knacken Sie jeweils ein Ei.
2. Sahne und Kräuter in jede Rolle geben und mit Salz und Pfeffer würzen.

3. Streuen Sie Parmesan auf Ihre Brötchen, legen Sie sie in Ihre Luftfritteuse und kochen Sie sie 20 Minuten lang bei 350 Grad Fahrenheit.
4. Teilen Sie Ihre Brotschalen auf Teller und servieren Sie sie zum Frühstück.

Genießen!

Ernährung: Kalorien 238, Fett 4, Faser 7, Kohlenhydrate 14, Protein 7

Köstliches Frühstückssoufflé

Zubereitungszeit: 10 Minuten Garzeit: 8 Minuten

Portionen: 4

Zutaten:

- 4 Eier, geschlagen
- 4 Esslöffel Sahne
- Eine Prise roter Chili, zerdrückt
- 2 Esslöffel Petersilie, gehackt
- 2 Esslöffel Schnittlauch, gehackt
- Salz und schwarzer Pfeffer nach Geschmack

Richtungen:

1. In einer Schüssel Eier mit Salz, Pfeffer, Sahne, rotem Chili, Petersilie und Schnittlauch mischen, gut umrühren und in 4 Auflaufformen teilen.

2. Ordnen Sie die Gerichte in Ihrer Luftfritteuse an und kochen Sie die Aufläufe 8 Minuten lang bei 350 Grad Fahrenheit.

3. Heiß servieren.

Genießen!

Ernährung: Kalorien 300, Fett 7, Ballaststoffe 9, Kohlenhydrate 15, Protein 6

Air Fried Sandwich

Zubereitungszeit: 10 Minuten Garzeit: 6 Minuten
Portionen: 2

Zutaten:

- 2 englische Muffins, halbiert
- 2 Eier
- 2 Speckstreifen
- Salz und schwarzer Pfeffer nach Geschmack

Richtungen:

1. Knacken Sie Eier in Ihrer Luftfritteuse, fügen Sie Speck hinzu, decken Sie sie ab und kochen Sie sie 6 Minuten lang bei 392 Grad Fahrenheit.

2. Erhitzen Sie Ihre englischen Muffinhälften einige Sekunden lang in Ihrer Mikrowelle, teilen Sie die Eier auf 2 Hälften, fügen Sie Speck hinzu, würzen Sie sie mit Salz und Pfeffer, bedecken Sie sie mit den anderen 2 englischen Muffins und servieren Sie sie zum Frühstück.

Genießen!

Ernährung: Kalorien 261, Fett 5, Ballaststoffe 8, Kohlenhydrate 12, Protein 4

Rustikales Frühstück

Zubereitungszeit: 10 Minuten Garzeit: 13 Minuten Portionen: 4

Zutaten:

- 7 Unzen Babyspinat
- 8 Kastanienpilze, halbiert
- 8 Tomaten, halbiert
- 1 Knoblauchzehe, gehackt
- 4 Chipolatas
- 4 Speckscheiben, gehackt
- Salz und schwarzer Pfeffer nach Geschmack
- 4 Eier
- Kochspray

Richtungen:

1. Eine Pfanne mit dem Öl einfetten und Tomaten, Knoblauch und Pilze hinzufügen.

2. Fügen Sie Speck und Chipolatas hinzu, fügen Sie auch Spinat hinzu und knacken Sie Eier am Ende.

3. Mit Salz und Pfeffer würzen, die Pfanne in den Kochkorb Ihrer Luftfritteuse stellen und 13 Minuten bei 350 ° F kochen.

4. Auf Teller verteilen und zum Frühstück servieren.

Genießen!

Ernährung: Kalorien 312, Fett 6, Ballaststoffe 8, Kohlenhydrate 15, Protein 5

Eimuffins

**Zubereitungszeit: 10 Minuten Garzeit: 15 Minuten
Portionen: 4**

Zutaten:

- 1 Ei
- 2 Esslöffel Olivenöl
- 3 Esslöffel Milch
- 3,5 Unzen Weißmehl
- 1 Esslöffel Backpulver
- 2 Unzen Parmesan, gerieben
- Ein Spritzer Worcestershire-Sauce

Richtungen:

1. In einer Schüssel das Ei mit Mehl, Öl, Backpulver, Milch, Worcestershire und Parmesan mischen, gut verquirlen und in 4 Silikonmuffinschalen teilen.
2. Ordnen Sie die Tassen im Kochkorb Ihrer Luftfritteuse an, decken Sie sie ab und kochen Sie sie 15 Minuten lang bei 392 ° F.
3. Zum Frühstück warm servieren.

Genießen!

Ernährung: Kalorien 251, Fett 6, Ballaststoffe 8, Kohlenhydrate 9, Protein 3

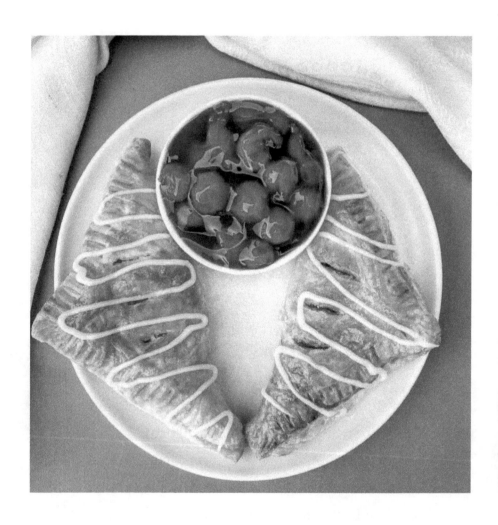

Polentabisse

Zubereitungszeit: 10 Minuten Garzeit: 20 Minuten Portionen: 4

Zutaten:

Für die Polenta:

- 1 Esslöffel Butter
- 1 Tasse Maismehl
- 3 Tassen Wasser
- Salz und schwarzer Pfeffer nach Geschmack

Für die Polentabisse:

- 2 Esslöffel Puderzucker
- Kochspray

Richtungen:

1. In einer Pfanne Wasser mit Maismehl, Butter, Salz und Pfeffer mischen, umrühren, bei mittlerer Hitze zum Kochen bringen, 10 Minuten kochen, Hitze abnehmen, noch einmal verquirlen und im Kühlschrank aufbewahren, bis es kalt ist.
2. 1 Esslöffel Polenta schöpfen, eine Kugel formen und auf eine Arbeitsfläche legen.
3. Wiederholen Sie dies mit dem Rest der Polenta, ordnen Sie alle Kugeln im Kochkorb Ihrer Luftfritteuse an, sprühen Sie sie mit Kochspray ein, decken Sie sie ab und kochen Sie sie 8 Minuten lang bei 38 ° C.
4. Polentabissen auf Tellern anrichten, Zucker darüber streuen und zum Frühstück servieren.

Genießen!

Ernährung: Kalorien 231, Fett 7, Ballaststoffe 8, Kohlenhydrate 12, Protein 4

Leckere Frühstückskartoffeln

Zubereitungszeit: 10 Minuten Garzeit: 35 Minuten
Portionen: 4

Zutaten:

- 2 Esslöffel Olivenöl
- 3 Kartoffeln, gewürfelt
- 1 gelbe Zwiebel, gehackt
- 1 rote Paprika, gehackt
- Salz und schwarzer Pfeffer nach Geschmack
- 1 Teelöffel Knoblauchpulver
- 1 Teelöffel süßer Paprika
- 1 Teelöffel Zwiebelpulver

Richtungen:

1. Fetten Sie den Korb Ihrer Luftfritteuse mit Olivenöl ein, fügen Sie Kartoffeln hinzu, werfen Sie ihn und würzen Sie ihn mit Salz und Pfeffer.

2. Fügen Sie Zwiebel, Paprika, Knoblauchpulver, Paprika und Zwiebelpulver hinzu, werfen Sie gut, bedecken Sie und kochen Sie bei 370 Grad F für 30 Minuten.

3. Kartoffelmischung auf Teller verteilen und zum Frühstück servieren.

Genießen!

Ernährung: Kalorien 214, Fett 6, Ballaststoffe 8, Kohlenhydrate 15, Protein 4

Leckerer Zimt-Toast

Zubereitungszeit: 10 Minuten Garzeit: 5 Minuten Portionen: 6

Zutaten:

- 1 Stick Butter, weich
- 12 Brotscheiben
- ½ Tasse) Zucker
- 1 und ½ Teelöffel Vanilleextrakt
- 1 ½ Teelöffel Zimtpulver

Richtungen:

1. In einer Schüssel weiche Butter mit Zucker, Vanille und Zimt mischen und gut verquirlen.
2. Verteilen Sie dies auf Brotscheiben, legen Sie sie in Ihre Luftfritteuse und kochen Sie sie 5 Minuten lang bei 400 Grad Fahrenheit.
3. Auf Teller verteilen und zum Frühstück servieren.

Genießen!

Ernährung: Kalorien 221, Fett 4, Ballaststoffe 7, Kohlenhydrate 12, Protein 8

Köstlicher Kartoffelhasch

Zubereitungszeit: 10 Minuten Garzeit: 25 Minuten Portionen: 4

Zutaten:

- 1 und ½ Kartoffeln, gewürfelt
- 1 gelbe Zwiebel, gehackt
- 2 Teelöffel Olivenöl
- 1 grüne Paprika, gehackt
- Salz und schwarzer Pfeffer nach Geschmack
- ½ Teelöffel Thymian, getrocknet
- 2 Eier

Richtungen:

1. Erhitzen Sie Ihre Luftfritteuse auf 350 Grad Fahrenheit, fügen Sie Öl hinzu, erhitzen Sie sie, fügen Sie Zwiebel, Paprika, Salz und Pfeffer hinzu, rühren Sie um und kochen Sie sie 5 Minuten lang.
2. Fügen Sie Kartoffeln, Thymian und Eier hinzu, rühren Sie sich, bedecken Sie und kochen Sie bei 360 Grad F für 20 Minuten.
3. Auf Teller verteilen und zum Frühstück servieren. Genießen!

Ernährung: Kalorien 241, Fett 4, Ballaststoffe 7, Kohlenhydrate 12, Protein 7

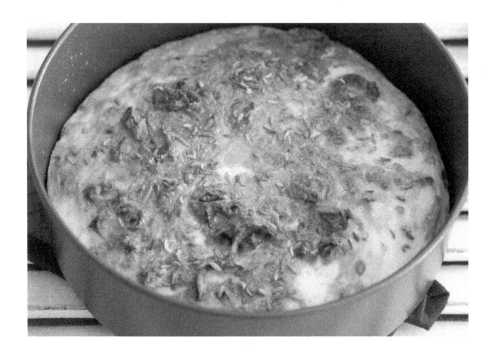

Süßer Frühstücksauflauf

Zubereitungszeit: 10 Minuten Garzeit: 30 Minuten Portionen: 4

Zutaten:

- 3 Esslöffel brauner Zucker
- 4 Esslöffel Butter
- 2 Esslöffel weißer Zucker
- ½ Teelöffel Zimtpulver
- ½ Tasse Mehl

Für den Auflauf:

- 2 Eier
- 2 Esslöffel weißer Zucker
- 2 und ½ Tassen Weißmehl
- 1 Teelöffel Backpulver
- 1 Teelöffel Backpulver
- 2 Eier
- ½ Tasse Milch
- 2 Tassen Buttermilch
- 4 Esslöffel Butter
- Schale von 1 Zitrone, gerieben
- 1 und 2/3 Tasse Blaubeeren

Richtungen:

1. Mischen Sie in einer Schüssel Eier mit 2 Esslöffeln Weißzucker, 2 ½ Tassen Weißmehl, Backpulver, Backpulver, 2 Eiern, Milch, Buttermilch, 4 Esslöffel Butter, Zitronenschale und Blaubeeren, rühren Sie sie um und gießen Sie sie in eine Pfanne, die zu Ihnen passt Luftfritteuse.

2. In einer anderen Schale 3 Esslöffel braunen Zucker mit 2 Esslöffeln Weißzucker, 4 Esslöffel Butter, ½ Tasse Mehl und Zimt mischen, umrühren, bis ein Streusel entsteht, und über die Blaubeermischung verteilen.

3. In eine vorgeheizte Luftfritteuse geben und 30 Minuten bei 300 Grad backen.

4. Auf Teller verteilen und zum Frühstück servieren.

Genießen!

Ernährung: Kalorien 214, Fett 5, Ballaststoffe 8, Kohlenhydrate 12, Protein 5

Eierauflauf

**Zubereitungszeit: 10 Minuten Garzeit: 25 Minuten
Portionen: 6**

Zutaten:

- 1 Pfund Truthahn, gemahlen
- 1 Esslöffel Olivenöl
- ½ Teelöffel Chilipulver
- 12 Eier
- 1 Süßkartoffel, gewürfelt
- 1 Tasse Babyspinat
- Salz und schwarzer Pfeffer nach Geschmack
- 2 Tomaten, zum Servieren gehackt

Richtungen:

1. In einer Schüssel Eier mit Salz, Pfeffer, Chilipulver, Kartoffel, Spinat, Truthahn und Süßkartoffel mischen und gut verquirlen.

2. Erhitzen Sie Ihre Luftfritteuse auf 350 Grad Fahrenheit, fügen Sie Öl hinzu und erhitzen Sie sie.

3. Eiermischung hinzufügen, in die Luftfritteuse geben, abdecken und 25 Minuten kochen lassen.

4. Auf Teller verteilen und zum Frühstück servieren.

Genießen!

Ernährung: Kalorien 300, Fett 5, Ballaststoffe 8, Kohlenhydrate 13, Protein 6

Wurst, Eier und Käse mischen

Zubereitungszeit: 10 Minuten Garzeit: 20 Minuten Portionen: 4

Zutaten:

- 10 Unzen Würstchen, gekocht und zerbröckelt
- 1 Tasse Cheddar-Käse, zerkleinert
- 1 Tasse Mozzarella, zerkleinert
- 8 Eier, geschlagen
- 1 Tasse Milch
- Salz und schwarzer Pfeffer nach Geschmack
- Kochspray

Richtungen:

1. In einer Schüssel Würste mit Käse, Mozzarella, Eiern, Milch, Salz und Pfeffer mischen und gut verquirlen.
2. Erhitzen Sie Ihre Luftfritteuse auf 380 Grad Fahrenheit, sprühen Sie Speiseöl, fügen Sie Eier und Wurstmischung hinzu und kochen Sie sie 20 Minuten lang.
3. Auf Teller verteilen und servieren.

Genießen!

Ernährung: Kalorien 320, Fett 6, Ballaststoffe 8, Kohlenhydrate 12, Protein 5

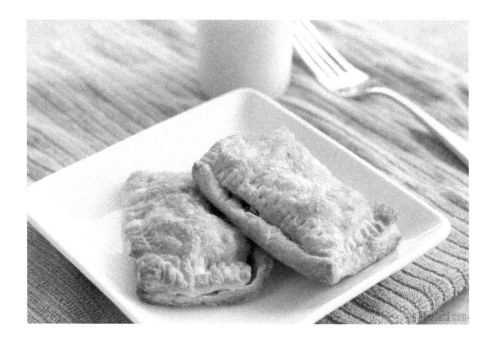

Cheese Air Fried Bake

**Zubereitungszeit: 10 Minuten Garzeit: 20 Minuten
Portionen: 4**

Zutaten:

- 4 Speckscheiben, gekocht und zerbröckelt
- 2 Tassen Milch
- 2 und ½ Tassen Cheddar-Käse, zerkleinert
- 1 Pfund Frühstückswurst, Hüllen entfernt und gehackt
- 2 Eier
- ½ Teelöffel Zwiebelpulver
- Salz und schwarzer Pfeffer nach Geschmack
- 3 Esslöffel Petersilie, gehackt
- Kochspray

Richtungen:

1. In einer Schüssel Eier mit Milch, Käse, Zwiebelpulver, Salz, Pfeffer und Petersilie mischen und gut verquirlen.
2. Fetten Sie Ihre Luftfritteuse mit Kochspray ein, erhitzen Sie sie auf 320 Grad Fahrenheit und fügen Sie Speck und Wurst hinzu.
3. Eier mischen, verteilen und 20 Minuten kochen lassen.
4. Auf Teller verteilen und servieren.

Genießen!

Ernährung: Kalorien 214, Fett 5, Ballaststoffe 8, Kohlenhydrate 12, Protein 12

Kekse Auflauf

**Zubereitungszeit: 10 Minuten Garzeit: 15 Minuten
Portionen: 8**

Zutaten:

- 12 Unzen Kekse, geviertelt
- 3 Esslöffel Mehl
- ½ Pfund Wurst, gehackt
- Eine Prise Salz und schwarzer Pfeffer
- 2 und ½ Tassen Milch
- Kochspray

Richtungen:

1. Fetten Sie Ihre Luftfritteuse mit Kochspray ein und erhitzen Sie sie über 350 Grad F.

2. Fügen Sie Kekse auf dem Boden hinzu und mischen Sie mit Wurst.

3. Mehl, Milch, Salz und Pfeffer hinzufügen, etwas umrühren und 15 Minuten kochen lassen.

4. Auf Teller verteilen und zum Frühstück servieren. Genießen!

Ernährung: Kalorien 321, Fett 4, Faser 7, Kohlenhydrate 12, Protein 5

Türkei Burrito

Zubereitungszeit: 10 Minuten Garzeit: 10 Minuten Portionen: 2

Zutaten:

- 4 Scheiben Putenbrust bereits gekocht
- ½ rote Paprika, in Scheiben geschnitten
- 2 Eier
- 1 kleine Avocado, geschält, entkernt und in Scheiben geschnitten
- 2 Esslöffel Salsa
- Salz und schwarzer Pfeffer nach Geschmack
- 1/8 Tasse Mozzarella, gerieben
- Tortillas zum Servieren

Richtungen:

1. In einer Schüssel Eier mit Salz und Pfeffer nach Geschmack verquirlen, in eine Pfanne geben und in den Korb der Luftfritteuse legen.
2. 5 Minuten bei 400 Grad kochen lassen, die Pfanne aus der Friteuse nehmen und die Eier auf einen Teller geben.

3. Tortillas auf einer Arbeitsfläche anrichten, Eier darauf verteilen, Putenfleisch, Paprika, Käse, Salsa und Avocado verteilen.
4. Rollen Sie Ihre Burritos und legen Sie sie in Ihre Luftfritteuse, nachdem Sie sie mit etwas Alufolie ausgekleidet haben.
5. Erhitzen Sie die Burritos 3 Minuten lang auf 300 Grad Fahrenheit, teilen Sie sie auf Teller und servieren Sie sie.

Genießen!

Ernährung: Kalorien 349, Fett 23, Ballaststoffe 11, Kohlenhydrate 20, Protein 21

Tofu Scramble

**Zubereitungszeit: 5 Minuten Garzeit: 30 Minuten
Portionen: 4**

Zutaten:

- 2 Esslöffel Sojasauce
- 1 Tofu-Block, gewürfelt
- 1 Teelöffel Kurkuma, gemahlen
- 2 Esslöffel natives Olivenöl extra
- 4 Tassen Brokkoliröschen
- ½ Teelöffel Zwiebelpulver
- ½ Teelöffel Knoblauchpulver
- 2 und ½ Tasse rote Kartoffeln, gewürfelt
- ½ Tasse gelbe Zwiebel, gehackt
- Salz und schwarzer Pfeffer nach Geschmack

Richtungen:

1. Tofu mit 1 Esslöffel Öl, Salz, Pfeffer, Sojasauce, Knoblauchpulver, Zwiebelpulver, Kurkuma und Zwiebel in einer Schüssel mischen, umrühren und beiseite lassen.

2. Kombinieren Sie in einer separaten Schüssel die Kartoffeln mit dem Rest des Öls, einer Prise Salz und Pfeffer und werfen Sie sie zum Überziehen.

3. Legen Sie Kartoffeln in Ihre Luftfritteuse bei 350 Grad F und backen Sie für 15 Minuten, einmal schütteln.

4. Fügen Sie Tofu und seine Marinade zu Ihrer Luftfritteuse hinzu und backen Sie sie 15 Minuten lang.

5. Brokkoli in die Fritteuse geben und alles weitere 5 Minuten kochen lassen.

6. Sofort servieren.

Genießen!

Ernährung: Kalorien 140, Fett 4, Ballaststoffe 3, Kohlenhydrate 10, Protein 14

Haferflockenauflauf

**Zubereitungszeit: 10 Minuten Garzeit: 20 Minuten
Portionen: 8**

Zutaten:

- 2 Tassen Haferflocken
- 1 Teelöffel Backpulver
- 1/3 Tasse brauner Zucker
- 1 Teelöffel Zimtpulver
- ½ Tasse Schokoladenstückchen
- 2/3 Tasse Blaubeeren
- 1 Banane, geschält und püriert
- 2 Tassen Milch
- 1 Eier
- 2 Esslöffel Butter
- 1 Teelöffel Vanilleextrakt
- Kochspray

Richtungen:

1. In einer Schüssel Zucker mit Backpulver, Zimt, Schokoladenstückchen, Blaubeeren und Banane mischen und umrühren.

2. In einer separaten Schüssel Eier mit Vanilleextrakt und Butter mischen und umrühren.

3. Erhitzen Sie Ihre Luftfritteuse auf 320 Grad Fahrenheit, fetten Sie sie mit Kochspray ein und geben Sie Hafer auf den Boden.

4. Fügen Sie Zimtmischung und Eiermischung hinzu, werfen Sie und kochen Sie für 20 Minuten.

5. Noch einmal umrühren, in Schalen teilen und zum Frühstück servieren.

Genießen!

Ernährung: Kalorien 300, Fett 4, Ballaststoffe 7, Kohlenhydrate 12, Protein 10

Schinkenfrühstück

**Zubereitungszeit: 10 Minuten Garzeit: 15 Minuten
Portionen: 6**

Zutaten:

- 6 Tassen französisches Brot, gewürfelt
- 4 Unzen grüne Chilis, gehackt
- 10 Unzen Schinken, gewürfelt
- 4 Unzen Cheddar-Käse, zerkleinert
- 2 Tassen Milch
- 5 Eier
- 1 Esslöffel Senf
- Salz und schwarzer Pfeffer nach Geschmack
- Kochspray

Richtungen:

1. Erhitzen Sie Ihre Luftfritteuse auf 350 Grad Fahrenheit und fetten Sie sie mit Kochspray ein.
2. In einer Schüssel Eier mit Milch, Käse, Senf, Salz und Pfeffer mischen und umrühren.
3. Fügen Sie Brotwürfel in Ihre Luftfritteuse und mischen Sie mit Chilis und Schinken.
4. Eier mischen, verteilen, verteilen und 15 Minuten kochen lassen.
5. Auf Teller verteilen und servieren.

Genießen!

Ernährung: Kalorien 200, Fett 5, Ballaststoffe 6, Kohlenhydrate 12, Protein 14

Tomaten-Speck-Frühstück

Zubereitungszeit: 10 Minuten Garzeit: 30 Minuten Portionen: 6

Zutaten:

- 1 Pfund Weißbrot, gewürfelt
- 1 Pfund geräucherter Speck, gekocht und gehackt
- ¼ Tasse Olivenöl
- 1 gelbe Zwiebel, gehackt
- 28 Unzen Tomatenkonserven, gehackt
- ½ Teelöffel roter Pfeffer, zerkleinert
- ½ Pfund Cheddar, zerkleinert
- 2 Esslöffel Schnittlauch, gehackt
- ½ Pfund Monterey Jack, geschreddert
- 2 Esslöffel Lager
- Salz und schwarzer Pfeffer nach Geschmack
- 8 Eier, geschlagen

Richtungen:

1. Fügen Sie das Öl Ihrer Luftfritteuse hinzu und erhitzen Sie es auf 350 Grad F.
2. Brot, Speck, Zwiebel, Tomaten, Paprika und Brühe hinzufügen und umrühren.
3. Fügen Sie Eier, Cheddar und Monterey Jack hinzu und kochen Sie alles 20 Minuten lang.
4. Auf Teller verteilen, Schnittlauch darüber streuen und servieren.

Genießen!

Ernährung: Kalorien 231, Fett 5, Ballaststoffe 7, Kohlenhydrate 12, Protein 4

Leckerer Hash

**Zubereitungszeit: 10 Minuten Garzeit: 15 Minuten
Portionen: 6**

Zutaten:

- 16 Unzen Rösti
- ¼ Tasse Olivenöl
- ½ Teelöffel Paprika
- ½ Teelöffel Knoblauchpulver
- Salz und schwarzer Pfeffer nach Geschmack
- 1 Ei, geschlagen
- 2 Esslöffel Schnittlauch, gehackt
- 1 Tasse Cheddar, zerkleinert

Richtungen:

1. Fügen Sie Öl zu Ihrer Luftfritteuse hinzu, erhitzen Sie es auf 350 Grad F und fügen Sie Rösti hinzu.
2. Fügen Sie auch Paprika, Knoblauchpulver, Salz, Pfeffer und Ei hinzu, werfen Sie und kochen Sie für 15 Minuten.
3. Cheddar und Schnittlauch hinzufügen, werfen, auf Teller verteilen und servieren.

Genießen!

Ernährung: Kalorien 213, Fett 7, Ballaststoffe 8, Kohlenhydrate 12, Protein 4

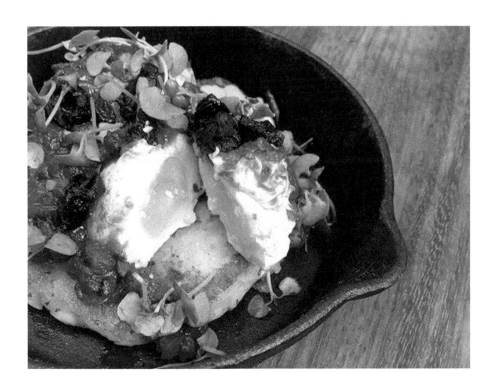

Cremige Hash Browns

**Zubereitungszeit: 10 Minuten Garzeit: 20 Minuten
Portionen: 6**

Zutaten:

- 2 Pfund Rösti
- 1 Tasse Vollmilch
- 8 Speckscheiben, gehackt
- 9 Unzen Frischkäse
- 1 gelbe Zwiebel, gehackt
- 1 Tasse Cheddar-Käse, zerkleinert
- 6 Frühlingszwiebeln, gehackt
- Salz und schwarzer Pfeffer nach Geschmack
- 6 Eier
- Kochspray

Richtungen:

1. Erhitzen Sie Ihre Luftfritteuse auf 350 Grad Fahrenheit und fetten Sie sie mit Kochspray ein.

2. In einer Schüssel Eier mit Milch, Frischkäse, Cheddar-Käse, Speck, Zwiebel, Salz und Pfeffer mischen und gut verquirlen.

3. Fügen Sie Rösti zu Ihrer Luftfritteuse hinzu, fügen Sie Eier hinzu und mischen Sie sie 20 Minuten lang.

4. Auf Teller verteilen und servieren.

Genießen!

Ernährung: Kalorien 261, Fett 6, Ballaststoffe 9, Kohlenhydrate 8, Protein 12

Blackberry French Toast

**Zubereitungszeit: 10 Minuten Garzeit: 20 Minuten
Portionen: 6**

Zutaten:

- 1 Tasse Brombeermarmelade, warm
- 12 Unzen Brotlaib, gewürfelt
- 8 Unzen Frischkäse, gewürfelt
- 4 Eier
- 1 Teelöffel Zimtpulver
- 2 Tassen halb und halb
- ½ Tasse brauner Zucker
- 1 Teelöffel Vanilleextrakt
- Kochspray

Richtungen:

1. Fetten Sie Ihre Luftfritteuse mit Kochspray ein und erhitzen Sie sie auf 300 Grad Fahrenheit.

2. Fügen Sie Blaubeermarmelade unten hinzu, schichten Sie die Hälfte der Brotwürfel, fügen Sie dann Frischkäse hinzu und bedecken Sie den Rest des Brotes.

3. In einer Schüssel die Eier zur Hälfte mit Zimt, Zucker und Vanille mischen, gut verquirlen und über die Brotmischung geben.

4. 20 Minuten kochen lassen, auf Teller verteilen und zum Frühstück servieren.

Genießen!

Ernährung: Kalorien 215, Fett 6, Ballaststoffe 9, Kohlenhydrate 16, Protein 6

Geräucherte Wurst Frühstücksmischung

Zubereitungszeit: 10 Minuten Garzeit: 30 Minuten
Portionen: 4

Zutaten:

- 1 und ½ Pfund geräucherte Wurst, gehackt und gebräunt
- Eine Prise Salz und schwarzer Pfeffer
- 1 und ½ Tassen Körner
- 4 und ½ Tassen Wasser
- 16 Unzen Cheddar-Käse, zerkleinert
- 1 Tasse Milch
- ¼ Teelöffel Knoblauchpulver
- 1 ½ Teelöffel Thymian, gehackt
- Kochspray
- 4 Eier, geschlagen

Richtungen:

1. Das Wasser in einen Topf geben, bei mittlerer Hitze zum Kochen bringen, Grütze hinzufügen, umrühren, abdecken, 5 Minuten kochen lassen und Hitze abnehmen.

2. Käse hinzufügen, umrühren, bis er schmilzt, mit Milch, Thymian, Salz, Pfeffer, Knoblauchpulver und Eiern mischen und gut verquirlen.

3. Erhitzen Sie Ihre Luftfritteuse auf 300 Grad Fahrenheit, fetten Sie sie mit Kochspray ein und fügen Sie gebräunte Wurst hinzu.

4. Grütze hinzufügen, verteilen und 25 Minuten kochen lassen.

5. Auf Teller verteilen und zum Frühstück servieren.

Genießen!

Ernährung: Kalorien 321, Fett 6, Ballaststoffe 7, Kohlenhydrate 17, Protein 4

Leckere Kartoffel Frittata

Zubereitungszeit: 10 Minuten Garzeit: 20 Minuten Portionen: 6

Zutaten:

- 6 Unzen geröstete rote Paprika, gehackt
- 12 Eier, geschlagen
- ½ Tasse Parmesan, gerieben
- 3 gehackte Knoblauchzehen
- 2 Esslöffel Petersilie, gehackt
- Salz und schwarzer Pfeffer nach Geschmack
- 2 Esslöffel Schnittlauch, gehackt
- 16 Kartoffelschnitze
- 6 Esslöffel Ricotta
- Kochspray

Richtungen:

1. In einer Schüssel Eier mit Paprika, Knoblauch, Petersilie, Salz, Pfeffer und Ricotta mischen und gut verquirlen.
2. Erhitzen Sie Ihre Luftfritteuse auf 300 Grad Fahrenheit und fetten Sie sie mit Kochspray ein.

3. Die Hälfte der Kartoffelschnitze auf den Boden geben und die Hälfte des Parmesans darüber streuen.

4. Fügen Sie die Hälfte der Eimischung hinzu, fügen Sie den Rest der Kartoffeln und den Rest des Parmesans hinzu.

5. Den Rest der Eimischung hinzufügen, Schnittlauch darüber streuen und 20 Minuten kochen lassen.

6. Auf Teller verteilen und zum Frühstück servieren.

Genießen!

Ernährung: Kalorien 312, Fett 6, Faser 9, Kohlenhydrate 16, Protein 5

Spargel Frittata

**Zubereitungszeit: 10 Minuten Garzeit: 5 Minuten
Portionen: 2**

Zutaten:

- 4 Eier, geschlagen
- 2 Esslöffel Parmesan, gerieben
- 4 Esslöffel Milch
- Salz und schwarzer Pfeffer nach Geschmack
- 10 Spargelspitzen, gedämpft
- Kochspray

Richtungen:

1. In einer Schüssel Eier mit Parmesan, Milch, Salz und Pfeffer mischen und gut verquirlen.
2. Erhitzen Sie Ihre Luftfritteuse auf 400 Grad Fahrenheit und fetten Sie sie mit Kochspray ein.
3. Fügen Sie Spargel hinzu, fügen Sie Eiermischung hinzu, werfen Sie ein wenig und kochen Sie für 5 Minuten.
4. Frittata auf Teller verteilen und zum Frühstück servieren.

Genießen!

Ernährung: Kalorien 312, Fett 5, Ballaststoffe 8, Kohlenhydrate 14, Protein 2

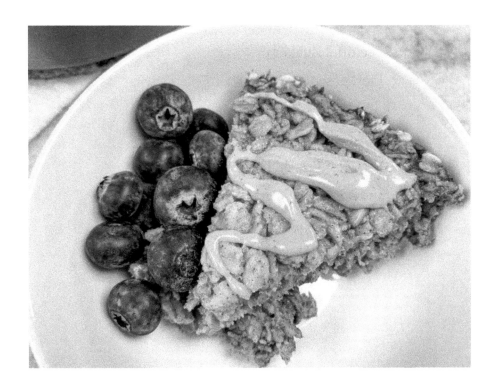

Spezieller Corn Flakes Frühstücksauflauf

**Zubereitungszeit: 10 Minuten Garzeit: 8 Minuten
Portionen: 5**

Zutaten:

- 1/3 Tasse Milch
- 3 Teelöffel Zucker
- 2 Eier, geschlagen
- ¼ Teelöffel Muskatnuss, gemahlen
- ¼ Tasse Blaubeeren
- 4 Esslöffel Frischkäse, geschlagen
- 1 und ½ Tassen Cornflakes, zerbröckelt
- 5 Brotscheiben

Richtungen:

1. In einer Schüssel Eier mit Zucker, Muskatnuss und Milch mischen und gut verquirlen.
2. In einer anderen Schüssel Frischkäse mit Blaubeeren mischen und gut verquirlen.
3. Cornflakes in eine dritte Schüssel geben.
4. Verteilen Sie die Blaubeermischung auf jeder Brotscheibe, tauchen Sie sie dann in die Eiermischung und tauchen Sie sie am Ende in Cornflakes.
5. Legen Sie das Brot in den Korb Ihrer Luftfritteuse, erhitzen Sie es auf 400 Grad Fahrenheit und backen Sie es 8 Minuten lang.
6. Auf Teller verteilen und zum Frühstück servieren.

Genießen!

Ernährung: Kalorien 300, Fett 5, Ballaststoffe 7, Kohlenhydrate 16, Protein 4

Schinken Frühstückstorte

Zubereitungszeit: 10 Minuten Garzeit: 25 Minuten Portionen: 6

Zutaten:

- 16 Unzen Hörnchen Teig
- 2 Eier, geschlagen
- 2 Tassen Cheddar-Käse, gerieben
- 1 Esslöffel Parmesan, gerieben
- 2 Tassen Schinken, gekocht und gehackt
- Salz und schwarzer Pfeffer nach Geschmack
- Kochspray

Richtungen:

1. Fetten Sie die Pfanne Ihrer Luftfritteuse mit Kochspray ein und drücken Sie die Hälfte des Teigs der Hörnchen auf den Boden.
2. In einer Schüssel Eier mit Cheddar-Käse, Parmesan, Salz und Pfeffer mischen, gut verquirlen und über den Teig geben.
3. Verteilen Sie den Schinken, schneiden Sie den Rest des Hörnchenteigs in Streifen, legen Sie ihn über den Schinken und kochen Sie ihn 25 Minuten lang bei 300 Grad Fahrenheit.
4. Kuchen in Scheiben schneiden und zum Frühstück servieren.

Genießen!

Ernährung: Kalorien 400, Fett 27, Ballaststoffe 7, Kohlenhydrate 22, Protein 16

Frühstück Veggie Mix

**Zubereitungszeit: 10 Minuten Garzeit: 25 Minuten
Portionen: 6**

Zutaten:

- 1 gelbe Zwiebel, in Scheiben geschnitten
- 1 rote Paprika, gehackt
- 1 Goldkartoffel, gehackt
- 2 Esslöffel Olivenöl
- 8 Unzen Brie, getrimmt und gewürfelt
- 12 Unzen Sauerteigbrot, gewürfelt
- 4 Unzen Parmesan, gerieben
- 8 Eier
- 2 Esslöffel Senf
- 3 Tassen Milch
- Salz und schwarzer Pfeffer nach Geschmack

Richtungen:

1. Erhitzen Sie Ihre Luftfritteuse auf 350 Grad
   Fahrenheit, fügen Sie Öl, Zwiebeln, Kartoffeln und
   Paprika hinzu und kochen Sie sie 5 Minuten lang.
2. In einer Schüssel Eier mit Milch, Salz, Pfeffer und
   Senf mischen und gut verquirlen.

3. Fügen Sie Brot und Brie zu Ihrer Luftfritteuse hinzu, fügen Sie die Hälfte der Eiermischung und die Hälfte des Parmesans hinzu.
4. Fügen Sie den Rest des Brotes und Parmesans hinzu, werfen Sie ein wenig und kochen Sie für 20 Minuten.
5. Auf Teller verteilen und zum Frühstück servieren. Genießen!

Ernährung: Kalorien 231, Fett 5, Ballaststoffe 10, Kohlenhydrate 20, Protein 12

Rührei

**Zubereitungszeit: 10 Minuten Garzeit: 10 Minuten
Portionen: 2**

Zutaten:

- 2 Eier
- 2 Esslöffel Butter
- Salz und schwarzer Pfeffer nach Geschmack
- 1 rote Paprika, gehackt
- Eine Prise süßer Paprika

Richtungen:

1. In einer Schüssel Eier mit Salz, Pfeffer, Paprika und rotem Paprika mischen und gut verquirlen.

2. Erhitzen Sie Ihre Luftfritteuse auf 140 Grad Fahrenheit, fügen Sie Butter hinzu und schmelzen Sie sie.

3. Eier mischen, umrühren und 10 Minuten kochen lassen.

4. Rührei auf Teller verteilen und zum Frühstück servieren.

Genießen!

Ernährung: Kalorien 200, Fett 4, Ballaststoffe 7, Kohlenhydrate 10, Protein 3

Schnelle Eier und Tomaten

Zubereitungszeit: 5 Minuten Garzeit: 10 Minuten Portionen: 4

Zutaten:

- 4 Eier
- 2 Unzen Milch
- 2 Esslöffel Parmesan, gerieben
- Salz und schwarzer Pfeffer nach Geschmack
- 8 Kirschtomaten, halbiert
- Kochspray

Richtungen:

1. Fetten Sie Ihre Luftfritteuse mit Kochspray ein und erhitzen Sie sie auf 200 Grad Fahrenheit.
2. In einer Schüssel Eier mit Käse, Milch, Salz und Pfeffer mischen und verquirlen.
3. Fügen Sie diese Mischung Ihrer Luftfritteuse hinzu und kochen Sie sie 6 Minuten lang.
4. Tomaten hinzufügen, Rührei 3 Minuten kochen lassen, auf Teller verteilen und servieren.

Genießen!

Ernährung: Kalorien 200, Fett 4, Ballaststoffe 7, Kohlenhydrate 12, Protein 3

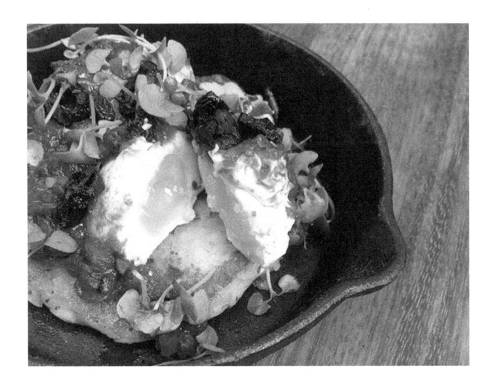

Zubereitungszeit: 10 Minuten Garzeit: 30 Minuten Portionen: 1

Zutaten:

- 2 Esslöffel gelbe Zwiebel, gehackt
- 2 Eier
- ¼ Tasse Milch
- ½ Tasse Gouda, zerkleinert
- ¼ Tasse Tomaten, gehackt
- Salz und schwarzer Pfeffer nach Geschmack
- Kochspray

Richtungen:

1. Eine Auflaufform mit Kochspray einfetten.
2. Eier knacken, Zwiebel, Milch, Käse, Tomaten, Salz und Pfeffer hinzufügen und umrühren.
3. Fügen Sie dies in die Pfanne Ihrer Luftfritteuse und kochen Sie es 30 Minuten lang bei 340 Grad Fahrenheit.
4. Heiß servieren.

Genießen!

Ernährung: Kalorien 241, Fett 6, Ballaststoffe 8, Kohlenhydrate 14, Protein 6

Frühstück Pilz Quiche

Zubereitungszeit: 10 Minuten Garzeit: 10 Minuten Portionen: 4

Zutaten:

- 1 Esslöffel Mehl
- 1 Esslöffel Butter, weich
- 9 Zoll Tortenteig
- 2 Champignons gehackt
- 2 Esslöffel Schinken, gehackt
- 3 Eier
- 1 kleine gelbe Zwiebel, gehackt
- 1/3 Tasse Sahne
- Eine Prise Muskatnuss, gemahlen
- Salz und schwarzer Pfeffer nach Geschmack
- ½ Teelöffel Thymian, getrocknet
- ¼ Tasse Schweizer Käse, gerieben

Richtungen:

1. Eine Arbeitsfläche mit Mehl bestäuben und den Tortenteig rollen.
2. Drücken Sie auf den Boden der Kuchenform, die Ihre Luftfritteuse hat.
3. In einer Schüssel Butter mit Pilzen, Schinken, Zwiebeln, Eiern, Sahne, Salz, Pfeffer, Thymian und Muskatnuss mischen und gut verquirlen.
4. Fügen Sie dies über der Tortenkruste hinzu, verteilen Sie es, streuen Sie Schweizer Käse darüber und stellen Sie die Kuchenform in Ihre Luftfritteuse.
5. Kochen Sie Ihre Quiche 10 Minuten lang bei 400 Grad Fahrenheit.
6. In Scheiben schneiden und zum Frühstück servieren.

Genießen!

Ernährung: Kalorien 212, Fett 4, Ballaststoffe 6, Kohlenhydrate 7, Protein 7

Gebratenes luftgebratenes Tofu-Frühstück

Zubereitungszeit: 10 Minuten Garzeit: 12 Minuten Portionen: 2

Zutaten:

- 1 Tofu-Block, gepresst und gewürfelt
- Salz und schwarzer Pfeffer nach Geschmack
- 1 Esslöffel geräucherter Paprika
- ¼ Tasse Maisstärke
- Kochspray

Richtungen:

1. Fetten Sie den Korb Ihrer Luftfritteuse mit Kochspray ein und erhitzen Sie die Fritteuse auf 370 Grad Fahrenheit.
2. In einer Schüssel Tofu mit Salz, Pfeffer, geräuchertem Paprika und Maisstärke mischen und gut verrühren.
3. Geben Sie Tofu in den Korb Ihrer Luftfritteuse und kochen Sie die Fritteuse alle 4 Minuten 12 Minuten lang.
4. In Schalen teilen und zum Frühstück servieren.

Genießen!

Ernährung: Kalorien 172, Fett 4, Ballaststoffe 7, Kohlenhydrate 12, Protein 4

Köstlicher Tofu und Pilze

**Zubereitungszeit: 10 Minuten Garzeit: 10 Minuten
Portionen: 2**

Zutaten:

- 1 Tofu-Block, gepresst und in mittlere Stücke geschnitten
- 1 Tasse Panko-Semmelbrösel
- Salz und schwarzer Pfeffer nach Geschmack
- ½ Esslöffel Mehl
- 1 Ei
- 1 Esslöffel Pilze, gehackt

Richtungen:

1. In einer Schüssel Ei mit Pilzen, Mehl, Salz und Pfeffer mischen und gut verquirlen.
2. Tauchen Sie Tofu-Stücke in Eimischung, tauchen Sie sie dann in Panko-Semmelbrösel, legen Sie sie in Ihre Luftfritteuse und kochen Sie sie 10 Minuten lang bei 350 Grad Fahrenheit.
3. Servieren Sie sie sofort zum Frühstück.

Genießen!

Ernährung: Kalorien 142, Fett 4, Ballaststoffe 6, Kohlenhydrate 8, Protein 3

Frühstück Brokkoli Quiche

Zubereitungszeit: 10 Minuten Garzeit: 20 Minuten Portionen: 2

Zutaten:

- 1 Brokkolikopf, Röschen getrennt und gedämpft
- 1 Tomate, gehackt
- 3 Karotten, gehackt und gedämpft
- 2 Unzen Cheddar-Käse, gerieben
- 2 Eier
- 2 Unzen Milch
- 1 Teelöffel Petersilie, gehackt
- 1 Teelöffel Thymian, gehackt
- Salz und schwarzer Pfeffer nach Geschmack

Richtungen:

1. In einer Schüssel Eier mit Milch, Petersilie, Thymian, Salz und Pfeffer mischen und gut verquirlen.

2. Geben Sie Brokkoli, Karotten und Tomaten in Ihre Luftfritteuse.

3. Fügen Sie Eiermischung oben hinzu, verteilen Sie Cheddar-Käse, bedecken Sie und kochen Sie bei 350 Grad F für 20 Minuten.

4. Auf Teller verteilen und zum Frühstück servieren.

Genießen!

Ernährung: Kalorien 214, Fett 4, Ballaststoffe 7, Kohlenhydrate 12, Protein 3

Cremige Eier

Zubereitungszeit: 10 Minuten Garzeit: 12 Minuten

Portionen: 4

Zutaten:

- 2 Teelöffel Butter, weich
- 2 Schinkenscheiben
- 4 Eier
- 2 Esslöffel Sahne
- Salz und schwarzer Pfeffer nach Geschmack
- 3 Esslöffel Parmesan, gerieben
- 2 Teelöffel Schnittlauch, gehackt
- Eine Prise geräucherter Paprika

Richtungen:

1. Fetten Sie die Pfanne Ihrer Luftfritteuse mit der Butter ein, legen Sie sie mit dem Schinken aus und geben Sie sie in den Korb Ihrer Luftfritteuse.

2. In einer Schüssel 1 Ei mit Sahne, Salz und Pfeffer mischen, gut verquirlen und über den Schinken geben.

3. Knacken Sie den Rest der Eier in der Pfanne, streuen Sie Parmesan und kochen Sie Ihre Mischung für 12 Minuten bei 320 Grad F.
4. Paprika und Schnittlauch darüber streuen, auf Teller verteilen und zum Frühstück servieren.

Genießen!

Ernährung: Kalorien 263, Fett 5, Ballaststoffe 8, Kohlenhydrate 12, Protein 5

Käsiges Frühstücksbrot

**Zubereitungszeit: 10 Minuten Garzeit: 8 Minuten
Portionen: 3**

Zutaten:

- 6 Brotscheiben
- 5 Esslöffel Butter, geschmolzen
- 3 gehackte Knoblauchzehen
- 6 Teelöffel sonnengetrocknetes Tomatenpesto
- 1 Tasse Mozzarella, gerieben

Richtungen:

1. Brotscheiben auf einer Arbeitsfläche anordnen.
2. Butter überall verteilen, Tomatenmark, Knoblauch teilen und mit geriebenem Käse belegen.
3. Fügen Sie Ihrer erhitzten Luftfritteuse Brotscheiben hinzu und kochen Sie sie 8 Minuten lang bei 350 Grad Fahrenheit.
4. Auf Teller verteilen und zum Frühstück servieren. Genießen!

Ernährung: Kalorien 187, Fett 5, Ballaststoffe 6, Kohlenhydrate 8, Protein 3

Frühstücksbrotpudding

Zubereitungszeit: 10 Minuten Garzeit: 22 Minuten

Portionen: 4

Zutaten:

- ½ Pfund Weißbrot, gewürfelt
- ¾ Tasse Milch
- ¾ Tasse Wasser
- 2 Teelöffel Maisstärke
- ½ Tasse Apfel, geschält, entkernt und grob gehackt
- 5 Esslöffel Honig
- 1 Teelöffel Vanilleextrakt
- 2 Teelöffel Zimtpulver
- 1 und 1/3 Tasse Mehl
- 3/5 Tasse brauner Zucker
- 3 Unzen weiche Butter

Richtungen:

1. In einer Schüssel Brot mit Apfel, Milch mit Wasser, Honig, Zimt, Vanille und Maisstärke mischen und gut verquirlen.

2. Mehl in einer separaten Schüssel mit Zucker und Butter mischen und umrühren, bis eine zerbröckelte Mischung entsteht.

3. Drücken Sie die Hälfte der Streuselmischung auf den Boden Ihrer Luftfritteuse, fügen Sie Brot und Apfelmischung hinzu, fügen Sie den Rest der Streusel hinzu und kochen Sie alles 22 Minuten lang bei 350 Grad Fahrenheit.

4. Brotpudding auf Teller verteilen und servieren.

Genießen!

Ernährung: Kalorien 261, Fett 7, Ballaststoffe 7, Kohlenhydrate 8, Protein 5

Buttermilch-Frühstückskekse

Zubereitungszeit: 10 Minuten Garzeit: 8 Minuten

Portionen: 4

Zutaten:

- 1 und ¼ Tasse Weißmehl
- ½ Tasse selbstaufsteigendes Mehl
- ¼ Teelöffel Backpulver
- ½ Teelöffel Backpulver
- 1 Teelöffel Zucker
- 4 Esslöffel Butter, kalt und gewürfelt + 1 Esslöffel geschmolzene Butter
- ¾ Tasse Buttermilch
- Ahornsirup zum Servieren

Richtungen:

1. In einer Schüssel Weißmehl mit selbst aufsteigendem Mehl, Backpulver, Backpulver und Zucker mischen und umrühren.
2. Fügen Sie kalte Butter hinzu und rühren Sie mit Ihren Händen.

3. Fügen Sie Buttermilch hinzu, rühren Sie, bis Sie einen Teig erhalten, und übertragen Sie auf eine bemehlte Arbeitsfläche.
4. Rollen Sie Ihren Teig und schneiden Sie 10 Stücke mit einem Rundschneider.
5. Ordnen Sie die Kekse in der Kuchenform Ihrer Luftfritteuse an, bürsten Sie sie mit geschmolzener Butter und kochen Sie sie 8 Minuten lang bei 400 Grad Fahrenheit.
6. Servieren Sie sie zum Frühstück mit etwas Ahornsirup.

Genießen!

Ernährung: Kalorien 192, Fett 6, Ballaststoffe 9, Kohlenhydrate 12, Protein 3

Frühstücksbrötchen

**Zubereitungszeit: 10 Minuten Garzeit: 12 Minuten
Portionen: 4**

Zutaten:

- 5 Kartoffeln, gekocht, geschält und püriert
- 8 Brotscheiben, nur weiße Teile
- 1 Koriander Bund, gehackt
- 2 grüne Chilis, gehackt
- 2 kleine gelbe Zwiebeln, gehackt
- ½ Teelöffel Kurkumapulver
- 2 Curryblattfedern
- ½ Teelöffel Senfkörner
- 2 Esslöffel Olivenöl
- Salz und schwarzer Pfeffer nach Geschmack

Richtungen:

1. Eine Pfanne mit 1 Teelöffel Öl erhitzen, Senfkörner, Zwiebeln, Curryblätter und Kurkuma hinzufügen, umrühren und einige Sekunden kochen lassen.
2. Kartoffelpüree, Salz, Pfeffer, Koriander und Chilischoten hinzufügen, gut umrühren, Hitze abnehmen und abkühlen lassen.

3. Teilen Sie die Kartoffelmischung in 8 Teile und formen Sie die Ovale mit Ihren nassen Händen.
4. Befeuchten Sie Brotscheiben mit Wasser, drücken Sie, um überschüssiges Wasser abzulassen, und halten Sie eine Scheibe in Ihrer Handfläche.
5. Fügen Sie ein Kartoffeloval über der Brotscheibe hinzu und wickeln Sie es darum.
6. Wiederholen Sie mit dem Rest der Kartoffelmischung und Brot.
7. Erhitzen Sie Ihre Luftfritteuse auf 400 Grad Fahrenheit, geben Sie den Rest des Öls hinzu, fügen Sie Brötchen hinzu und kochen Sie sie 12 Minuten lang.
8. Brötchen auf Teller verteilen und zum Frühstück servieren.

Genießen!

Ernährung: Kalorien 261, Fett 6, Ballaststoffe 9, Kohlenhydrate 12, Protein 7

Spanisches Omelett

Zubereitungszeit: 10 Minuten Garzeit: 10 Minuten
Portionen: 4

Zutaten:

- 3 Eier
- ½ Chorizo, gehackt
- 1 Kartoffel, geschält und gewürfelt
- ½ Tasse Mais
- 1 Esslöffel Olivenöl
- 1 Esslöffel Petersilie, gehackt
- 1 Esslöffel Feta-Käse, zerbröckelt
- Salz und schwarzer Pfeffer nach Geschmack

Richtungen:

1. Erhitzen Sie Ihre Luftfritteuse auf 350 Grad Fahrenheit und fügen Sie Öl hinzu.
2. Chorizo und Kartoffeln hinzufügen, umrühren und einige Sekunden bräunen.
3. In einer Schüssel Eier mit Mais, Petersilie, Käse, Salz und Pfeffer mischen und verquirlen.
4. Über Chorizo und Kartoffeln gießen, verteilen und 5 Minuten kochen lassen.
5. Omelett auf Teller verteilen und zum Frühstück servieren.

Genießen!

Ernährung: Kalorien 300, Fett 6, Ballaststoffe 9, Kohlenhydrate 12, Protein 6

Eiweiß-Omelett

Zubereitungszeit: 10 Minuten Garzeit: 15 Minuten

Portionen: 4

Zutaten:

- 1 Tasse Eiweiß
- ¼ Tasse Tomate, gehackt
- 2 Esslöffel Magermilch
- ¼ Tasse Pilze, gehackt
- 2 Esslöffel Schnittlauch, gehackt
- Salz und schwarzer Pfeffer nach Geschmack

Richtungen:

1. Mischen Sie in einer Schüssel Eiweiß mit Tomaten, Milch, Pilzen, Schnittlauch, Salz und Pfeffer, verquirlen Sie gut und gießen Sie es in die Pfanne Ihrer Luftfritteuse.

2. 15 Minuten bei 320 Grad F kochen, Omelett abkühlen lassen, in Scheiben schneiden, auf Teller verteilen und servieren.

Genießen!

Ernährung: Kalorien 100, Fett 3, Ballaststoffe 6, Kohlenhydrate 7, Kohlenhydrate 4

Artischocken-Frittata

**Zubereitungszeit: 10 Minuten Garzeit: 15 Minuten
Portionen: 6**

Zutaten:

- 3 Artischockenherzen in Dosen, abgetropft und gehackt
- 2 Esslöffel Olivenöl
- ½ Teelöffel Oregano, getrocknet
- Salz und schwarzer Pfeffer nach Geschmack
- 6 Eier, geschlagen

Richtungen:

1. In einer Schüssel Artischocken mit Oregano, Salz, Pfeffer und Eiern mischen und gut verquirlen.
2. Geben Sie das Öl in die Pfanne Ihrer Luftfritteuse, fügen Sie die Eiermischung hinzu und kochen Sie sie 15 Minuten lang bei 320 Grad Fahrenheit.
3. Frittata auf Teller verteilen und zum Frühstück servieren.

Genießen!

Ernährung: Kalorien 136, Fett 6, Ballaststoffe 6, Kohlenhydrate 9, Protein 4

Erstaunlicher Frühstücks-Burger

Zubereitungszeit: 10 Minuten Garzeit: 45 Minuten Portionen: 4

Zutaten:

- 1 Pfund Rindfleisch, gemahlen
- 1 gelbe Zwiebel, gehackt
- 1 Teelöffel Tomatenmark
- 1 Teelöffel Knoblauch, gehackt
- 1 Teelöffel Senf
- 1 Teelöffel Basilikum, getrocknet
- 1 Teelöffel Petersilie, gehackt
- 1 Esslöffel Cheddar-Käse, gerieben
- Salz und schwarzer Pfeffer nach Geschmack
- 4 Brötchen zum Servieren

Richtungen:

1. In einer Schüssel Rindfleisch mit Zwiebeln, Tomatenmark, Knoblauch, Senf, Basilikum, Petersilie, Käse, Salz und Pfeffer mischen, gut umrühren und 4 Burger aus dieser Mischung formen.

2. Erhitzen Sie Ihre Luftfritteuse auf 400 Grad Fahrenheit, fügen Sie Burger hinzu und kochen Sie sie 25 Minuten lang.

3. Reduzieren Sie die Temperatur auf 350 Grad Fahrenheit und backen Sie die Burger weitere 20 Minuten.

4. Ordnen Sie sie auf Brötchen und servieren Sie sie für ein schnelles Frühstück.

Genießen!

Ernährung: Kalorien 234, Fett 5, Ballaststoffe 8, Kohlenhydrate 12, Protein 4

Zwiebel Frittata

Zubereitungszeit: 10 Minuten Garzeit: 20 Minuten Portionen: 6

Zutaten:

- 10 Eier, geschlagen
- 1 Esslöffel Olivenöl
- 1 Pfund kleine Kartoffeln, gehackt
- 2 gelbe Zwiebeln, gehackt
- Salz und schwarzer Pfeffer nach Geschmack
- 1 Unze Cheddar-Käse, gerieben
- ½ Tasse saure Sahne

Richtungen:

1. In einer großen Schüssel Eier mit Kartoffeln, Zwiebeln, Salz, Pfeffer, Käse und Sauerrahm mischen und gut verquirlen.

2. Fetten Sie die Pfanne Ihrer Luftfritteuse mit dem Öl ein, fügen Sie die Eiermischung hinzu, legen Sie sie in die Luftfritteuse und kochen Sie sie 20 Minuten lang bei 320 Grad Fahrenheit.

3. Frittata in Scheiben schneiden, auf Teller verteilen und zum Frühstück servieren.

Genießen!

Ernährung: Kalorien 231, Fett 5, Ballaststoffe 7, Kohlenhydrate 8, Protein 4

Paprika Frittata

Zubereitungszeit: 10 Minuten Garzeit: 20 Minuten Portionen: 4

Zutaten:

- 2 Esslöffel Olivenöl
- ½ Pfund Hühnerwurst, Hüllen entfernt und gehackt
- 1 süße Zwiebel, gehackt
- 1 rote Paprika, gehackt
- 1 Orangenpfeffer, gehackt
- 1 grüne Paprika, gehackt
- Salz und schwarzer Pfeffer nach Geschmack
- 8 Eier, geschlagen
- ½ Tasse Mozzarella, zerkleinert
- 2 Teelöffel Oregano, gehackt

Richtungen:

1. Fügen Sie 1 Esslöffel Öl zu Ihrer Luftfritteuse hinzu, fügen Sie Wurst hinzu, erhitzen Sie auf 320 Grad F und bräunen Sie für 1 Minute.

2. Den Rest des Öls, der Zwiebel, der roten Paprika, der orangefarbenen und der grünen hinzufügen, umrühren und weitere 2 Minuten kochen lassen.

3. Oregano, Salz, Pfeffer und Eier hinzufügen, umrühren und 15 Minuten kochen lassen.

4. Mozzarella dazugeben, Frittata einige Minuten ruhen lassen, auf Teller verteilen und servieren.

Genießen!

Ernährung: Kalorien 212, Fett 4, Ballaststoffe 6, Kohlenhydrate 8, Protein 12

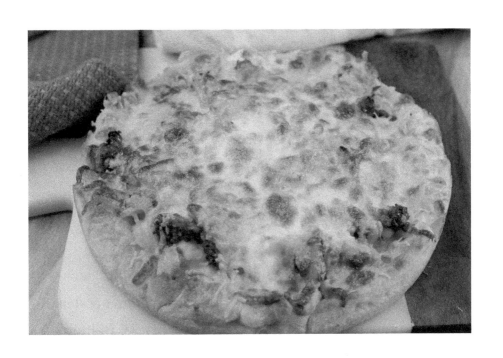

Käsesandwich

**Zubereitungszeit: 10 Minuten Garzeit: 8 Minuten
Portionen: 1**

Zutaten:

- 2 Brotscheiben
- 2 Teelöffel Butter
- 2 Cheddar-Käsescheiben
- Eine Prise süßer Paprika

Richtungen:

1. Brotscheiben mit Butter bestreichen, mit Cheddar-Käse bestreuen, Paprika darüber streuen, mit den anderen Brotscheiben bestreuen, in zwei Hälften schneiden, in der Luftfritteuse anrichten und 8 Minuten bei 37 ° C kochen, einmal umdrehen, auf a Teller und servieren.

Genießen!

Ernährung: Kalorien 130, Fett 3, Faser 5, Kohlenhydrate 9, Protein 3

Langbohnen-Omelett

**Zubereitungszeit: 10 Minuten Garzeit: 10 Minuten
Portionen: 3**

Zutaten:

- ½ Teelöffel Sojasauce
- 1 Esslöffel Olivenöl
- 3 Eier, geschlagen
- Eine Prise Salz und schwarzer Pfeffer
- 4 gehackte Knoblauchzehen
- 4 lange Bohnen, geschnitten und in Scheiben geschnitten

Richtungen:

1. In einer Schüssel die Eier mit einer Prise Salz, schwarzem Pfeffer und Sojasauce mischen und gut verquirlen.
2. Erhitzen Sie Ihre Luftfritteuse auf 320 Grad Fahrenheit, fügen Sie Öl und Knoblauch hinzu, rühren Sie um und bräunen Sie sie 1 Minute lang an.
3. Fügen Sie lange Bohnen und Eier hinzu, mischen Sie, verteilen Sie und kochen Sie für 10 Minuten.

4. Omelett auf Teller verteilen und zum Frühstück servieren.

Genießen!

Ernährung: Kalorien 200, Fett 3, Faser 7, Kohlenhydrate 9, Protein 3

Französische Bohnen-Ei-Frühstücksmischung

Zubereitungszeit: 10 Minuten Garzeit: 10 Minuten Portionen: 3

Zutaten:

- 2 Eier, geschlagen
- ½ Teelöffel Sojasauce
- 1 Esslöffel Olivenöl
- 4 gehackte Knoblauchzehen
- 3 Unzen grüne Bohnen, geschnitten und diagonal geschnitten
- Salz und weißer Pfeffer nach Geschmack

Richtungen:

1. In einer Schüssel Eier mit Sojasauce, Salz und Pfeffer mischen und gut verquirlen.

2. Erhitzen Sie Ihre Luftfritteuse auf 320 Grad Fahrenheit, geben Sie Öl hinzu und erhitzen Sie sie ebenfalls.

3. Knoblauch hinzufügen und 1 Minute bräunen.

4. Fügen Sie grüne Bohnen und Eimischung hinzu, werfen Sie und kochen Sie für 10 Minuten.

5. Auf Teller verteilen und zum Frühstück servieren.

Genießen!

Ernährung: Kalorien 182, Fett 3, Ballaststoffe 6, Kohlenhydrate 8, Protein 3

Frühstück Donuts

**Zubereitungszeit: 10 Minuten Garzeit: 18 Minuten
Portionen: 6**

Zutaten:

- 4 Esslöffel Butter, weich
- 1 und ½ Teelöffel Backpulver
- 2 ¼ Tassen Weißmehl
- ½ Tasse) Zucker
- 1/3 Tasse Puderzucker
- 1 Teelöffel Zimtpulver
- 2 Eigelb
- ½ Tasse saure Sahne

Richtungen:

1. In einer Schüssel 2 Esslöffel Butter mit einfachem Zucker und Eigelb mischen und gut verquirlen.
2. Die Hälfte der sauren Sahne hinzufügen und umrühren.
3. In einer anderen Schale Mehl mit Backpulver mischen, umrühren und ebenfalls zur Eimischung geben.

4. Gut umrühren, bis ein Teig entsteht, auf eine bemehlte Arbeitsfläche legen, ausrollen und große Kreise mit kleineren in der Mitte schneiden.

5. Bürsten Sie Donuts mit dem Rest der Butter, erhitzen Sie Ihre Luftfritteuse auf 360 Grad Fahrenheit, legen Sie Donuts hinein und kochen Sie sie 8 Minuten lang.

6. In einer Schüssel Zimt mit Puderzucker mischen und umrühren.

7. Donuts auf Tellern anrichten und vor dem Servieren in Zimt und Zucker tauchen.

Genießen!

Ernährung: Kalorien 182, Fett 3, Ballaststoffe 7, Kohlenhydrate 8, Protein 3

Cremiger Frühstückstofu

Zubereitungszeit: 15 Minuten Garzeit: 20 Minuten Portionen: 4

Zutaten:

- 1 Block fester Tofu, gepresst und gewürfelt
- 1 Teelöffel Reisessig
- 2 Esslöffel Sojasauce
- 2 Teelöffel Sesamöl
- 1 Esslöffel Kartoffelstärke
- 1 Tasse griechischer Joghurt

Richtungen:

1. In einer Schüssel Tofuwürfel mit Essig, Sojasauce und Öl mischen, verrühren und 15 Minuten ruhen lassen.

2. Tauchen Sie Tofuwürfel in Kartoffelstärke, werfen Sie sie, geben Sie sie in Ihre Luftfritteuse, erhitzen Sie sie auf 370 Grad Fahrenheit und kochen Sie sie 20 Minuten lang unter halbem Schütteln.

3. In Schalen teilen und zum Frühstück mit etwas griechischem Joghurt servieren.

Genießen!

Ernährung: Kalorien 110, Fett 4, Ballaststoffe 5, Kohlenhydrate 8, Protein 4

Fazit

Luftbraten ist heutzutage eine der beliebtesten Kochmethoden und Luftfritteusen sind zu einem der erstaunlichsten Werkzeuge in der Küche geworden.
Luftfritteusen helfen Ihnen, in kürzester Zeit gesunde und köstliche Mahlzeiten zuzubereiten! Sie müssen kein Experte in der Küche sein, um spezielle Gerichte für Sie und Ihre Lieben zuzubereiten!
Sie müssen nur eine Luftfritteuse und dieses großartige Luftfritteuse-Kochbuch besitzen!

Sie werden bald die besten Gerichte aller Zeiten zubereiten und alle um Sie herum mit Ihren hausgemachten Mahlzeiten beeindrucken!
Vertrauen Sie uns einfach! Holen Sie sich eine Luftfritteuse und diese nützliche Sammlung von Luftfritteusenrezepten und beginnen Sie Ihr neues Kocherlebnis!
Habe Spaß!